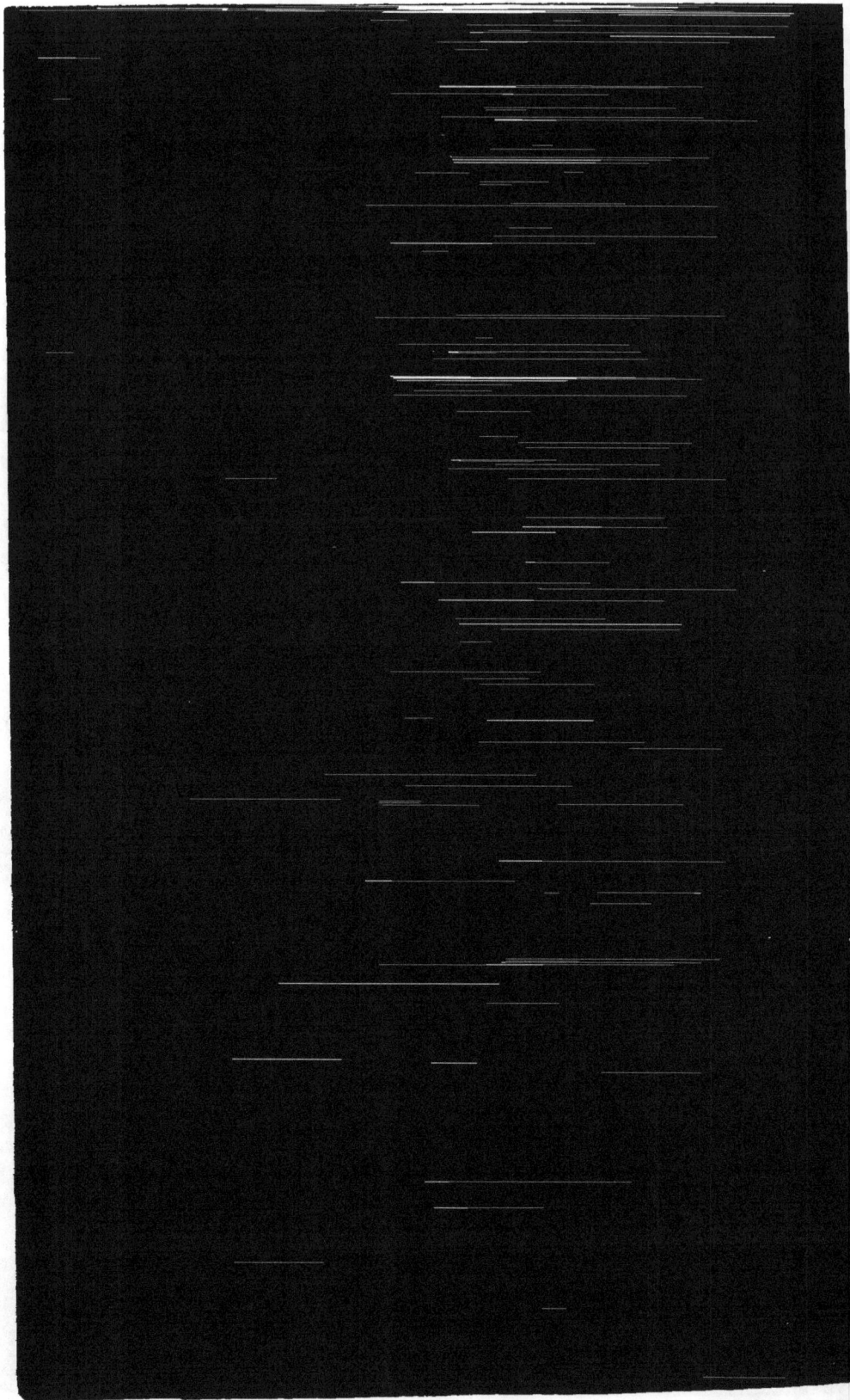

Hygiène Sociale

L'INSPECTION DÉPARTEMENTALE

D'HYGIÈNE

Pour la Protection de la Santé Publique

(Loi du 15 Février 1902)

PAR

le Docteur Mary MERCIER

DÉCEMBRE 1910

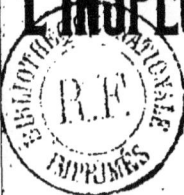

ANGOULÊME

IMPRIMERIE M. DESPUJOLS

Rue Tison d'Argence, 3.

—

1911

L'Inspection Départementale d'Hygiène

Depuis longtemps déjà beaucoup de pays d'Europe avaient su utiliser les ressources nouvelles que la science, par ses progrès incessants, met à la disposition de l'hygiène. Tous en avaient profité pour organiser méthodiquement la lutte contre la maladie, la misère et la mort. En France on était resté sourd à ces préoccupations lorsqu'en 1879 le Maire du Hâvre fit paraître l'arrêté suivant ; souvent cité et reproduit depuis :

« Considérant que la santé est la base sur laquelle repose avant tout le bonheur du peuple, qu'elle est la première richesse d'un pays comme d'une ville, puisqu'elle a pour conséquence d'augmenter la puissance de production et de diminuer les charges, considérant qu'il est du devoir de l'administration municipale de prendre toutes les mesures propres à rechercher les causes des maladies contagieuses afin d'y porter remède et d'en prévenir le retour ; considérant que l'établissement au Hâvre d'un bureau municipal d'hygiène ayant pour objet de connaître tout ce qui intéresse la salubrité, est d'une utilité incontestable au point de vue de la santé publique : le Maire de la ville du Hâvre arrête :

« ARTICLE PREMIER. — Il sera créé au Hâvre, à l'Hotel-

« de-Ville, aussitôt après la publication du présent arrêté,
« un bureau municipal d'hygiène. »

Ainsi se trouvait créé en mars 1879 le bureau
d'hygiène du Hâvre, le premier de France, par
Monsieur Jules Siegfried, alors Maire de cette ville.

Nancy créa le deuxième au mois de mai de la
même année, sur la proposition de Monsieur le Docteur Lallement.

Ces deux bureaux d'hygiène, inspirés eux-mêmes
par ce qui s'était fait à l'étranger, notamment à
Bruxelles et à Turin ont alors servi de modèles et
de précédents pour la création de plusieurs autres.

Le Hâvre et Nancy furent en effet imitées par
Reims en 1881 ; Rouen en 1883 ; Saint-Etienne et
Amiens en 1884 ; Pau en 1885 ; Nice en 1886 ; Tou-
louse et Grenoble en 1889 ; Besançon, Lyon, Bor-
deaux en 1890 ; Paris et Clermont-Ferrand en 1892 ;
Marseille et Montpellier en 1893 ; Nantes et Perpi-
gnan en 1894 ; Boulogne-sur-mer en 1895 ; Lille en
1896 ; Dijon en 1901.

Tels furent les commencements de l'hygiène publique et de l'organisation sanitaire en France. Les
heureux résultats obtenus par la création de ces
bureaux d'hygiène eurent pour effet immédiat de
montrer la nécessité d'étendre cette organisation au
pays tout entier, et la Chambre étudia un projet qui
devint la loi organique de l'hygiène en France : la
loi du 15 février 1902.

Le législateur voulant étendre au territoire entier
le bénéfice de l'hygiène publique et sentant que les
améliorations véritables ne seraient obtenues qu'en

instituant une organisation méthodique et complète avait stipulé que chaque département devait nommer un inspecteur de l'hygiène et de la santé publique, chargé de l'ensemble du territoire de cette division administrative et dépendant du Préfet. En plus il devait être créé un bureau municipal d'hygiéne par ville de 20.000 habitants et au dessus, ainsi que dans les stations de 2.000 habitants qui sont le siège d'un établissement thermal.

Les Inspecteurs départementaux et les Directeurs de bureaux municipaux s'aidant mutuellement pour la grande œuvre d'hygiène devaient obtenir inévitablement des résultats merveilleux.

Le Sénat, soucieux de créer d'un coup tant de fonctionnaires et ne voulant pas imposer aux Préfets un Inspecteur d'hygiène qui ne serait qu'un conseiller technique, n'a pas cru devoir accepter cette organisation totale. Les bureaux d'hygiène furent admis, et obligatoires, l'Inspection départementale resta facultative. Le Préfet est responsable dans son département de l'application des lois sanitaires et des mesures dictées par l'hygiène publique : il peut, s'il le juge à propos, nommer auprès de lui un Inspecteur comme collaborateur technique chargé, sous son autorité d'organiser et de contrôler les différents services rendus obligatoires par les lois sur la santé publique.

Ainsi le veut l'article 19 de la loi du 15 février 1912.

« ARTICLE XIX. — Si le Préfet, pour assurer l'exécution de la présente loi, estime qu'il y a lieu d'organiser « un service de contrôle et d'inspection, il ne peut y être

« procédé qu'en suite d'une délibération du Conseil
« général, réglementant les détails et le budget du
« service. »

Donc le Préfet peut, s'il le veut, instituer un inspecteur d'hygiène, mais c'est le Conseil général qui détermine les dépenses de ce nouveau service.

Cet article, laissant facultative l'inspection départementale, fut immédiatement même considéré comme une lacune et comme une faute. Sans inspection départementale, l'organisation de l'hygiène en France restait décousue. Quelques bureaux d'hygiène par ci, par là, s'installaient dans les villes importantes, et les localités moins peuplées. de même que les campagnes restaient comme autrefois, abandonnées à elles mêmes, soumises à aucune inspection, aucun contrôle, abandonnées par les pouvoirs publics aux ravages des épidémies. Plus de la moitié de la France n'avait pas droit aux bienfaits de l'hygiène.

Aussitôt après la promulgation de la loi, cette vérité apparut toute grande et M. le Ministre de l'Intérieur, dans sa circulaire aux Préfets, du 19 juillet 1902, insistait sur ce point :

« .... Je signale enfin, Monsieur le Préfet, l'ar-
« ticle 19 de la loi qui laisse à votre appréciation, le
« soin d'organiser d'accord avec le Conseil général un
« service de contrôle et d'inspection destiné à assurer
» l'exécution de la loi. Un tel service présenterait des
« avantages incontestables en centralisant auprès des
« Préfets l'étude, l'application et la surveillance cons-
« tante des diverses mesures résultant de la législation
« nouvelle. Il y apporterait une unité de vue et de

« direction qui profiterait largement au bon fonctionne-
« ment des institutions prévues, formerait entre elles
« le lien nécessaire et constituerait pour les communes
« un précieux guide, tout à la fois technique et admi-
« nistratif. »

C'est reconnaître absolument l'utilité et la nécessité de l'inspection départementale. Cependant voilà
plus de huit ans passés depuis cette loi si importante et on peut dire fondamentale de l'hygiène en
France, et le nombre des départements ayant créé
un service d'inspection et de contrôle est encore
assez restreint. Quelles sont les causes de ce retard ?
Elles sont de plusieurs sortes : elles sont d'ordre
administratif et d'ordre pécuniaire. Il est nécessaire
de les envisager les unes et les autres et de voir
quelle est leur valeur.

Nous avons dit plus haut que le Sénat avait hésité
à créer d'un coup un assez grand nombre de fonctionnaires. C'est qu'en effet la loi du 15 février 1902
est pour ainsi dire la première loi d'hygiène générale
en France, et organiser du premier coup toute une
administration sanitaire était certes une chose difficile. Plus prudent, était le parti d'attendre un peu
et de ne commencer que par une moitié du programme. On verrait après, et si l'expérience réussis-
sait on se promettait de pousser plus loin. Vouloir
tout à la fois était peut être vouloir trop et on ris-
quait de soulever trop de difficultés en même
temps.

On a donc agi avec prudence, on a créé les bureaux d'hygiène parce qu'il importait d'abord de
s'occuper des grandes agglomérations.

Une autre difficulté qui se dressait en 1902 était la suivante : il aurait peut-être été difficile à cette époque de trouver un aussi grand nombre d'hygiénistes bien préparés pour la tâche nouvelle. Les programmes des études médicales comportent bien les notions d'hygiène et un examen, mais autre chose est apprendre l'hygiène en quelques mois et organiser l'hygiène publique dans un département.

D'autre part cette loi de 1902 fut presque une surprise pour les administrations départementales. Elle était incomplète d'abord, elle devait être suivie de décrets sur la vaccination, l'organisation des bureaux d'hygiène, la désinfection (le décret sur la désinfection n'est paru qu'en 1906). Enfin l'organisation financière et la comptabilité n'ont été bien précisées que récemment (1906 et commencement 1907). — On comprend donc que les Préfets et les Assemblées générales aient attendu pour organiser un service bien défini que toute la loi soit bien précisée et que tous les points en soient éclaircis. Mais l'hygiène est une science qui demande une étude spéciale et approfondie et que comme beaucoup d'autres choses, on ne comprend bien que lorsqu'on la connait bien. Il faut bien le dire, les autorités départementales préoccupées par bien d'autres lois et d'autres soucis n'ont guère fait attention à cette loi de 1902, malgré toutes les circulaires ministérielles qui s'attachaient à en montrer l'importance, et beaucoup se sont demandé ce que pourrait bien faire un inspecteur d'hygiène ; ce serait encore une sinécure. Que serait ce Monsieur, paré du titre d'Inspecteur, qui se promènerait dans le départe-

ment, et que ferait il ? Et l'on a probablement se-
coué la tête en répétant cette phrase sceptique : l'hygiène ! c'est à chacun de l'observer, qu'y pouvons-
nous ! nous avons bien d'autres choses à faire. Puis
comme il fallait cependant envoyer certaines pièces
demandées, et avoir un semblant d'organisation on
a prié un chef de Division de s'occuper de cela pour
quelque modeste rémunération.

Enfin la grande cause, celle qui arrêtait dès
l'abord toute proposition et toute tentative, c'était
inévitablement la question financière. Pour avoir
un inspecteur, il fallait le payer, et payer, jamais !

Telles sont les raisons pour lesquelles l'hygiène
est encore dans beaucoup de départements aban-
donnée à elle-même et le temps passe, les maladies
sévissent et nous nous contentons de pleurer nos
morts.

Cette résignation était pardonnable au moyen âge
où la maladie et surtout les épidémies étaient con-
sidérées comme un fléau de Dieu, abattu sur la
terre pour faire expier aux mortels des fautes pas-
sées. Ces temps connaissaient ainsi deux grandes
calamités : la maladie et la guerre. Contre cette dernière, l'humanité entière s'est préservée et se pré-
serve encore aux prix de sacrifices immenses, on a
bâti des forteresses, on a construit des vaisseaux
redoutables, on a fabriqué des engins terribles, des
armes de toutes espèces, on a armé tous les hommes de tous les pays et la peur de cette éventualité
a fait devenir obligatoire l'impôt du service mili-
taire. Toutes ces dépenses, tant d'or que de force et
d'énergie ne sont que pour éviter la guerre.

Quant à la maladie, on a prié et fait des sacrifices pour apaiser les Dieux au temps de cette superstition, mais depuis lors cette fable s'est évanouie, les temps ont marché et petit à petit les découvertes scientifiques se sont succédées qui sont venues éclairer la nature de ce prétendu fléau du ciel.

Aussi est-il impardonnable de méconnaître plus longtemps le devoir pour la société de se préserver de la maladie comme elle cherche à le faire de la guerre. Celle-ci ne frappe que de temps en temps, celle-là nous harcèle tous les jours, et ses victimes tombent une à une silencieusement, aussi chacun continue-t-il nonchalamment à vivre jusqu'à ce qu'il soit lui-même devant la réalité du danger.

Nous connaissons maintenant les causes de la plupart des maladies épidémiques, nous savons comment elles naissent et comment elles se propagent. Pour la plupart nous pouvons trouver les germes qui les occasionnent, nous sommes donc en possession des données suffisantes pour lutter victorieusement contre leur redoutable invasion.

Dans tous les pays déjà cette lutte a été entreprise et a donné jusqu'ici des résultats magnifiques. Il est étonnant que nous soyons presque les derniers à marcher dans cette voie nous qui pouvons nous enorgueillir des découvertes de Pasteur, découvertes fondamentales en l'espèce.

Si nous comparons la mortalité dans les grands pays d'Europe avec la nôtre, nous pouvons voir quelle est l'importance de la question. Tandis que cette mortalité est descendue a 18 pour mille en Allemagne, aux environs de 17 en Suède, Norvège, en Italie, etc., à 15 en Angleterre, elle est restée chez nous supérieure à 20 pour mille.

Si les chiffres proportionnels n'ont pas toujours une grande éloquence, transposons les dans la réalité et cherchons combien de vies humaines nous épargnerions en France, chaque année, si nous faisions descendre notre mortalité à 16 pour mille par exemple, c'est à dire si nous réalisions à l'aide de l'hygiène générale une diminution de 4 pour mille : pour nos 38.000.000 d'habitants, cela nous ferait environ 150 000 vies humaines arrachées à la mort. Ce dernier chiffre est plus saisissant de réalité et l'on peut comprendre toute sa valeur, au moment ou nous nous plaignons partout de la dépopulation, où nous sommes menacés par le nombre grossissant des populations étrangères.

Il est impossible à qui comprend ces choses de rester impassible en face de ce danger. C'est un devoir pour l'autorité publique de prendre les mesures nécessaires pour mettre ses citoyens à l'abri de ces causes morbides, car c'est un droit, en somme, pour tout homme qui donne à la société, son argent, son travail et quelquefois sa vie, d'exiger d'elle des conditions d'hygiène et de salubrité qui le garantissent contre la maladie et la mort.

Aussi l'hygiène sociale s'est-elle imposée partout. De tous côtés ce problème a été étudié et approfondi, et si en 1902, il était peut-être difficile de trouver d'un seul coup un grand nombre d'hygiénistes spécialisés dans cette étude, il n'en est plus de même à l'heure actuelle. Il est maintenant suffisamment de médecins qui se sont voués à cette carrière. Aujourd'hui donc, 8 ans après la publication de la grande loi d'hygiène en France, il est possible d'installer partout l'inspection départementale, **sans laquelle la lutte ne pourra être systématiquement engagée.**

Monsieur le Directeur de l'assistance et de l'hygiène publique en France, s'exprimait ainsi **au** Congrès d'hygiène pratique de 1909.

« Nulle institution n'est à mon sens plus utile que « l'inspection départementale d'hygiène. Je mets en fait « que la loi de 1902 ne commencera dans un départe- « ment à entrer sérieusement dans sa période d'applica- « tion que le jour où près du Préfet et sous son autori- « té, se trouvera un inspecteur départemental connaissant « à la fois la technique et le droit administratif en ma- « tière d'hygiène, n'exerçant point la clientèle médicale, « consacrant tout son temps et tout son labeur à ses « fonctions, organisant et surveillant le service de dé- « sinfection, parcourant le département pour faire des « enquêtes sur place à l'occasion de tout incident sani- « taire grave, permettant au Préfet de stimuler et de « contrôler l'action des Maires et au besoin d'agir comme « le veut la loi à leur défaut.

« Vous savez, Messieurs, que ces inspections dépar- « tementales ne sont pas prescrites obligatoirement **par** « la loi, encore qu'elles correspondent si exactement **au** « vœu du législateur qu'un article spécial de la loi les « prévoit et les appelle. Nous n'avons perdu aucune « occasion d'inciter les assemblées départementales à « déférer à ce vœu. »

En effet depuis la création des bureaux d'hygiène on a reconnu qu'il était inadmissible de les laisser isolés, et que de toute urgence il fallait compléter l'organisation sanitaire. Un nombre assez grand de publications ont déjà paru sur ce point :

1º *Le Commentaire de la Loi de 1902*, par A. J. Martin et Bluzet (1903).

2º La communication du Docteur Ott à la Société de Médecine publique et de Génie sanitaire (28 avril 1909).

3º L'Article du Docteur Lacomme, dans *l'Hygiène générale et appliquée* (septembre 1909).

4º L'article du Docteur Drouineau, dans *la Presse Médicale* du 29 septembre 1909.

5º Le rapport de Widal sur les épidémies à l'Académie en 1909.

6º Les comptes rendus du Congrès d'hygiène sociale à Agen (1909).

7º Enfin le rapport du professeur Courmont à la réunion sanitaire provinciale de 1909, qui s'exprime en ces termes :

« Le premier point à étudier est donc celui de savoir « si l'article 19 de la loi du 15 février 1902 est satisfai- « sant ou s'il faut réclamer l'obligation de l'inspection « départementale.

« L'accord est unanime. L'inspectorat est considéré « par tout le monde comme un rouage obligatoire, indis- « pensable à la mise en vigueur de la loi de 1902. Lais- « ser les conseils généraux, c'est-à-dire les corps élus, « libres de créer ou de ne pas créer un des moyens « d'exécution de la loi aussi important, est une faute « aussi lourde que de charger les maires de l'hygiène « communale. C'est en outre, consacrer des différences « fondamenlales entre la réalisation de l'hygiène publique

« d'un département à l'autre, c'est-à-dire consacrer
« l'anarchie dans des questions ou l'unité de vues et
« d'efforts est plus indispensable que dans toute autre.
« Toutes ces funestes conséquences n'ont pas manqué
« de se produire. »

Monsieur Courmont parle ensuite de la création
en France des Inspecteurs vétérinaires départementaux et fait cette juste et logique remarque que l'on
devrait s'intéresser au moins autant à la vie et à la
santé des hommes qu'à celle des bêtes.

L'inspection départementale d'hygiène obligatoire
a fait l'objet à cette réunion sanitaire provinciale,
d'un vœu fait et transmis officiellement par la Société
de médecine publique et de génie sanitaire.

Comme on le voit par cet exposé et par l'avis
général de tous les hygiénistes aussi bien que par
les autorités administratives, c'est là le premier
point à obtenir si l'on veut réellement rechercher
les bienfaits de l'hygiène publique.

Reste maintenant la dernière cause dont j'ai parlé
plus haut, c'est la question pécuniaire.

Il faut bien le dire, c'est là la grande raison, l'in-
surmontable obstacle.

On peut, avec juste raison, s'étonner qu'un département qui administre par an un budget assez considérable, s'arrête et s'oppose à la création d'une
œuvre qui intéresse la vie publique et, pour quelques milliers de francs, c'est méconnaître le prix de
la santé, qu'on ne reconnait du reste que lorsqu'on
la perd.

Il est vrai que cette dépense engagée ne se mani-
feste par rien de palpable pour la population. Si l'on

construit un monument, si l'on perce une rue, si l'on ouvre une route, cela se voit et le peuple est content. Si l'on crée un inspecteur d'hygiène il ne comprend pas toujours que c'est pour son bien. Il faut avouer que cette raison est mauvaise et que l'administration qui agirait ainsi préfèrerait sa popularité au bien public.

Quelles sont donc les dépenses d'un inspectorat d'hygiène ? Un inspecteur départemental devant être un médecin spécialisé dans cette étude et au courant de tous les progrès faits dans cette voie, devant également se consacrer tout entier à ses fonctions et à l'œuvre qu'il entreprend, sans faire de clientèle ni rechercher quelque autre source de profit, il est évidemment nécessaire de lui donner des appointements suffisants. Ceux-ci varient en général entre 7.000 et 10.000 francs par an, suivant l'ancienneté de l Inspecteur et la générosité des départements.

C'est là la seule dépense nécessitée par la création d'un inspectorat. Toutes les autres dépenses des services d'hygiène existent, qu'il y ait un inspecteur ou qu'il n'y en ait pas.

Il s'agit donc en l'espèce, pour bien faire fonctionner les services départementaux d'hygiène, d'un sacrifice de 10 000 francs par an, au plus. Cette somme n'est du reste pas empruntée au budget du département. L'administration centrale de l'assistance et de l'hygiène publique, pour favoriser cette généralisation de l'inspection départementale, a interprété dans son plus large sens la loi du 15 février 1902, en son article 26, relatif aux dépenses.

Cet article est ainsi conçu :

Article XXVI. — « Les dépenses rendues nécessai-
« res par la présente loi, notamment celles causées par
« la destruction des objets mobiliers sont obligatoires.
« En cas de contestation sur leur nécessité, il est statué
« par décret rendu en Conseil d'Etat Ces dépenses sont
« réparties entre les communes, les départements et
« l'Etat, suivant les règles fixées par les articles 27, 28
« et 29 de la loi du 15 juillet 1893. (Loi sur l'assistance
« médicale gratuite) .»

Ou pourrait par ce texte simple se demander si
les dépenses créées par l'inspectorat départemental,
rentraient dans le cadre des dépenses nécessitées
par la loi de 1902.

La Circulaire Ministérielle du 29 janvier 1907
concernant l'organisation financière des services de
la santé publique est venue lever les doutes à ce
sujet. Il y est dit :

« V. — Service d'inspection et de contrôle.
« L'institution d'un service départemental d'inspec-
« tion et de contrôle de l'hygiène publique dans chaque
« département est laissée par l'article 19 de la loi à la
« décision des Conseils généraux statuant sur les pro-
« positions des Préfets. Elle est donc facultative et la
« dépense en résultant n'est pas obligatoire.
« Cependant partout où cette création aura été décidée
« par les assemblées départementales, celles-ci n'auront
« fait en réalité que reconnaître une nécessité résultant
« directement de la loi elle-même, dont la bonne appli-
« cation dans les départements est intimement liée à la
« mise en œuvre de cet organe régulier d'impulsion›
« d'adaptation et de surveillance locales.

« Aussi mon administration est-elle disposée à consi-
« dérer les dépenses afférentes au fonctionnement de ce
« service lorsque sa création aura été décidée par le
« Conseil général, comme rendues nécessaires au sens
« de l'article 26 de la loi du 15 février 1902.

« Ces dépenses consistent :

« En traitements ou indemnités fixes, ainsi qu'en
« frais de déplacements ou de missions pour le ou les
« inspecteur.

« En traitements ou indemnités pour les collabora-
« teurs et les employés du service.

« En frais de matériel de bureau : d'imprimés, etc .»

Comme on le voit donc, la dépense engagée se
répartira entre les communes, le département et
l'Etat, et si cette dépense atteint en tout 10.000 fr.
par exemple, le département n'aura à prélever sur
son budget suivant la richesse de son centime,
qu'une somme variant de 2.000 à 4.000 francs environ. Ce n'est certes pas exagéré lorsqu'il s'agit de
protéger la santé publique et d'économiser des vies
humaines.

D'autant plus, que cette dépense, au fond, est illu-
soire, car, dans les départements où n'existe pas
d'inspecteur de l'hygiène publique, il a fallu donner
une indemnité supplémentaire au membre du
Conseil d'hygiène qui s'occupe de la désinfection,
au fonctionaire qui est chargé de réunir des pa-
piers généraux nécessités par la loi de 1902. Il faut
entretenir des médecins des épidémies, etc. etc...
La création d'un inpecteur permet en centralisant,
toutes les obligations hygiéniques en un même service de simlifier cette répartition de petites indem-

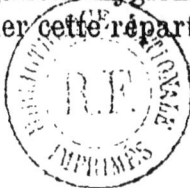

nités et le service ainsi constitué, s'occupant de l'ensemble, donne des résultats de beaucoup supérieurs à celui fourni par une quantité de personnes ne s'occupant qu'accidentellement de leurs fonctions hygiéniques. De cette façon l'inspection d'hygiène n'est plus une charge pour un département. C'est la réunion d'une certaine quantité dattributions éparses en un service unique, ayant unchef éclairé, responsable auprès du Préfet, pouvant véritablement organiser l'hygiène départementde avec méthode et surveiller son service attentivement pour le bien de son fonctionnement et de son économie.

Ainsi donc n'existe plus cette raison financière qui empêchait les assemblées départementales de créer cette nouvelle institution.

Voyons maintenant quelles sont les attributions de l'inspecteur départemental d'hygiène.

Attributions de l'Inspecteur Départementald'Hygiène

L'Inspecteur d'hygiène doit être un technicien, un hygiéniste, et en même temps un administrateur. Il veille à l'hygiène générale et doit apliquer toute son initiative à son service, il doit aussi diriger l'administration instituée par les décrets sur la santé publique.

Ces principales attributions peuvent être résumées comme suit :

1° Conseil départemental d'hygiène.
(Art. 20, loi du 15 février 1902)

Il fait partie du Conseil départemental d'hygiène dont il est le rapporteur. Il étudie préalablement toutes les questions d'hygiène qui lui sont soumises, recueille les documents nécessaires et expose la question complète et étudiée au conseil qui juge et délibère. Il saisit le conseil départemental sur toutes les questions qu'il juge intéresser la santé publique. En fin d'année il adresse au Préfet et fait imprimer le rapport géréral des travaux de cette assemblée.

2° Commissions Sanitaires.
(Art. 20, loi du 15 février 1902)

Il recueille et classe les études et délibérations des commissions sanitaires du département, veille à leur fonctionnement et en saisit le conseil départemental, s'il y a lieu. Il propose aux assemblées sanitaires des questions intéressant l'hygiène générale des circonscriptions qu'elles représentent, et consigne leurs enquêtes et conclusions.

3° Bureaux Municipaux d'Hygiène.
(Loi du 15 février 1902, et décret du 3 juillet 1905)

Il se tient continuellement en rapport avec les Directeurs des bureaux d'hygiène du département et veille au bon fonctionnement de ces services. Il

coopère avec ces directeurs à l'hygiène générale du
département.

4º Règlements Sanitaires Communaux.
(Art. 1, 2, 3, loi du 15 février 1902)

Il veille à l'élaboration et à l'observation des
règlements sanitaires communaux, en appelle au
conseil d'hygiène et au Préfet en cas d'insuffisance
de ces règlements ou d'urgence (Art. 2 et 3, loi du
15 février 1902).

5º Maladies épidémiques.
(Loi du 15 février 1902, art. 4 et 5. Décret et arrêté du 10 février 1903)

Il reçoit les déclarations de maladies épidémiques
et transmissibles, se transporte et fait une enquête
sur les cas déclarés. Il prend les mesures nécessaires pour empêcher leur développement et leur
extension. Il tient le registre de déclarations et fait
la statistique médicale du département. Il adresse en
fin d'année un rapport circonstancié au Préfet sur
les maladies épidémiques, leur étiologie, leur fré-
quence, les mesures prises et propose, s'il y a lieu,
les améliorations nécessaires.

6º Désinfection.
(Loi du 15 février 1902 et Décret du 10 juillet 1906)

Il organise le service départemental de désinfection tant en cours, qu'en fin de maladie, et veille à
son bon fonctionnement. Il est le chef de ce service,
en tient la comptabilité, en dirige les agents et les
employés, et en contrôle les opérations. Il vérifie et

veille à l'entretien du matériel. Il s'assure également du fonctionnement des services municipaux de désinfection dans les communes de 20.000 habitants et au dessus, munies d'un bureau d'hygiène.

7o Vaccination.

(Loi du 15 février 1902 et Décret du 27 juillet 1903)

Il organise le service départemental de la vaccination et veille à son bon fonctionnement. Il se fait adresser par les communes les listes règlementaires de sujets à vacciner et de succès constatés, ainsi que les listes nominatives des présents et absents. Il vérifie ces différentes listes, s'assure que les séances ont eu lieu régulièrement aussi bien pour la vaccination et revaccination, que pour la constatation des résultats. Il est membre de la commission départementale de la vaccine et adresse au Préfet le rapport annuel règlementaire sur le service.

8o Eau potable.

(Loi du 15 février 1902. Loi sur le régime des eaux de 1898. Circulaires du 10 décembre 1900, 6 mai 1905, etc.)

Il étudie la question de l'eau potable pour le département, établit le régime des eaux, procède aux analyses nécesaires des eaux d'alimentation. Il inspecte l'approvisionnement en eau des communes et propose les installations et les projets hygiéniques, nécessaires ou désirables. Il veille à l'entretien des citernes et des puits ainsi qu'à la protection des cours d'eau par les souillures de toutes sortes et les eaux résiduaires des usines ou établissements industriels.

9° Déchets.

(Loi du 15 février 1902)

Il veille à l'évacuation et à la destruction des matières usées, gadoues, immondices, eaux vannes, ordures ménagères. Il inspecte les égoûts, les usines de destruction ou de transformation des immondices, les écoulements. infiltrations, etc. Il en saisit le conseil départemental d'hygiène et fait les propositions convenables.

10° Logements insalubres.

(Loi du 15 février 1902)

Il surveille et inspecte les logements insalubres et fait les propositions nécessaires aux municipalités.

11° Etablissements classés.

Il surveille les permis et autorisations des établissements dangereux, insalubres ou incommodes. Il veille à la protection générale contre leurs nuisances, et à l'observation des engagements pris sur les demandes d'autorisation.

12° Assainissement des Localités.

(Loi du 15 février 1902)

Selon l'article 9 de la loi, il compare la mortalité annuelle de chaque commune du département avec la mortalité moyenne de la France, recherche les causes des variations ou de l'élévation de cette mortalité, et saisit les assemblées sanitaires sur les travaux à exécuter s'il y a lieu, notamment si la mortalité pendant 3 ans a dépassé la moyenne. Il établit les rapports annuels à ce sujet.

13o Dossiers sanitaires communaux.

Il établit pour chaque commune un dossier sanitaire comprenant : le plan et la géographie de la commune, son histoire épidémique, le relevé des opérations d'hygiène et de désinfection effectuées, les particularités hygiéniques à relever et un plan général d'améliorations. Il tient continuellement au courant ces dossiers communaux,

14o Géographie sanitaire départementale.

Il établit la géographie sanitaire du département en y consignant tout ce qui a trait à l'hygiène générale et à la santé publique. Il y note les épidémies, les variations climatériques et géologiques, les rapports avec les régions voisines Il y relate tous les faits qui peuvent intéresser l'hygiène générale du département.

15o Etablissements publics.

Il inspecte les établissements publics, théâtres, cafés, concerts, cercles, veille à leur hygiène générale et à leur salubrité. Il visite les établissements municipaux et départementaux, Ecoles, Asiles, Hopitaux, Prisons. Il s'assure que l'inspection médicale des écoles fonctionne. Il saisit le conseil départemental en cas d'installations défectueuses de ces différents monuments et fait les propositions convenables.

16° Approvisionnement général.

Il surveille l'approvisionnement général, en matières alimentaires et de consommation courante. Il surveille les abattoirs, les marchés et en général le commerce de l'alimentation. Il se tient en rapport avec l'inspecteur vétérinaire départemental pour la surveillance des viandes de boucherie. Il s'assure de l'application de la loi sur les fraudes. (1 Août 1905).

17° Rapports avec l'armée et la marine.

Il est en rapports constants avec les services de santé des armées de terre et de mer, les bureaux d'hygiène militaires, au sujet de l'hygiène générale, des cantonnements, communes contaminées, maladies épidémiques, mouvements de troupes, etc. Il profite des analyses périodiques de l'eau d'alimentation des établissements militaires. (Circulaire du 11 juin 1904).

18° Rapports avec le corps médical.

Il est en rapports avec tous les médecins du département pour la déclaration obligatoire, la statistique, les épidémies et la géographie médicale du territoire. Il leur facilite à l'aide du laboratoire départemental d'hygiène, les diagnostics encore incertains des maladies au début, et les fait, en retour, concourir a la pénétration générale de l'hygiène dans le peuple.

19° Rapports Interdépartementaux

Il est en rapport avec les médecins inspecteurs d'hygiène des départements voisins pour les questions des eaux et des épidémies qui peuvent interresser tout une région ou s'étendre suivant les circonstances. Il les avertit des éclosions épidémiques pouvant se propager à distance et en reçoit suivant les cas des renseignements analogues.

20° Laboratoire.

Il organise et veille au fonctionnement d'un laboratoire d'analyses et de recherches pour surveiller constamment les eaux potables, l'efficacité des désinfections. Il procède aux analyses nécessaires pour l'établissement rapide des diagnostics en vue de la prophylaxie générale des maladies épidémiques et transmissibles.

21° Conférences.

Il fait des conférences d'hygiène appropriées, dans les villes, les campagnes, les usines, les écoles, les sociétés, les écoles normales, et procède par des démonstrations et des causeries à l'éducation hygiénique de toutes les classes de la société.

22° Maladies sociales.

Il étudie les maladies sociales, (alcoolisme, paupérisme, syphilis, tuberculose, criminalité), dans son département. Il en recherche les causes favorisantes, et organise la lutte méthodique contre elles, par les œuvres et les sociétés publiques et privées, par la vulgarisation des notions d'hygiène, par l'éducation du peuple et de l'enfance. Il rassemble les efforts de toutes les bonnes volontés et de toutes les charités pour la poursuite de l'hygiène morale du peuple, pour la protection de l'enfance, pour les œuvres sociales en général.

23º Administration générale.

Il organise dans le département tous les services d'hygiène et veille à leur fonctionnement. Il tient à jour les dossiers sanitaires communaux et la géographie sanitaire départementale, il veille à l'observation de toutes les lois intéressant l'hygiène et la santé publique Il établit la statistique et tient la comptabilité des services d'hygiène. Il adresse en cas de besoin et en tous temps au Préfet les rapports précis sur toutes les questions importantes, et régulièrement en fin d'année un rapport général. Il contrôle le service de la désinfection. Il établit les feuilles et listes du service de la vaccination, il envoie les pièces mensuelles et annuelles réglementaires sur la mortalité générale et les épidémies, il tient les registres des épidémies et recueille les travaux des assemblées sanitaires. -- Enfin il assure l'observation des réglements et administre tous les services d'hygiène.

Telles sont les attributions d'un inspecteur départemental de l'hygiène et de la santé publique. On y ajoute quelquefois d'autres attributions toutes facultatives et qui ne se rapportent que de loin à l'hygiène, telles sont : la surveillance des eaux minérales et des lois sur l'exercice de la médecine et de la pharmacie. Enfin certains départements y ont ajouté, comme si ces occupations n'étaient déjà pas assez absorbantes, le contrôle de l'assistance aux vieillards, infirmes et incurables, de la protection du premier âge et de l'assistance médicale gratuite. Ces fonctions, à côté de l'hygiène, pour tout intéressantes qu'elles soient au point de vue de l'économie réelle qui en résulte pour les départements, ont le défaut d'écarter et de soustraire l'inspecteur de son rôle d'hygiéniste pur.

Ce court exposé montre d'une façon indiscutable que loin d'être une sinécure, l'inspection d'hygiène est une grosse occupation. Il est nécessaire en cette circonstance d'apporter un soin particulier au choix de l'inspecteur départemental.

Celui-ci doit être, de toute évidence, un médecin spécialisé dans cette étude, rompu à ce genre d'occupations, connaissant toutes les ressources de l'hygiène et la façon de faire appliquer les règlements sanitaires. C'est une œuvre longue et délicate qui nécessite des efforts constants et un programme méthodique.

Enfin il faut un inspecteur actif. Cet hygiéniste doit être un organisateur et un administrateur, effectuer son travail de bureau, tenir strictement ses registres et soigner ses rapports, mais il doit aussi être toujours là où le veut l'hygiène, il doit être essentiellement mobile, là où il le faut, à l'affût de maladies épidémiques, visiter les communes, les cours d'eau, les puits, les monuments, établissements publics, faire des enquêtes sur la salubrité générale de toutes les communes, etc., etc. C'est une activité de tous les jours, de tous les instants.

Muni de ces qualités maîtresses, un inspecteur d'hygiéne rend au département et au Préfet, les plus signalés services, en même temps qu'il coopère à la grande œuvre sociale, la lutte contre la maladie et l'épargne de la vie humaine.

Une question importante s'est posée. Comment choisir et nommer un inspecteur d'hygiène.

La loi laisse cette appréciation à la volonté des Préfets qui choisissent eux-mêmes la façon de procéder. Le Préfet est libre de nommer qui il veut, et c'est le Conseil général qui détermine les détails et le budget du service.

Il est deux façons de procéder : le libre choix et le concours. Chacunes d'elles a des avantages et des inconvénients. Tout dépend du reste des circonstances présentes.

Lorsque personne n'est en vue dans un département ni préparé à cette situation spéciale, il n'y a aucun doute, c'est au concours qu'il y a lieu de recourir.

Plusieurs départements, la Loire, la Seine Inférieure et la Somme, ont déjà procédé de cette manière ; dernièrement l'Oise a suivi la même voie.

Le concours se passe en général au Ministère de l'Intérieur et comprend comme épreuves :

1° Une épreuve sur titre, la principale en somme,

celle qui donne des garanties sérieuses sur le candidat suivant les titres qu'il possède, les travaux qu'il a déjà faits, et les fonctions semblables ou approchantes qu'il a déjà remplies ;

2° Deux épreuves écrites, l'une sur la législation, l'autre sur l'hygiène et la prophylaxie ;

3° Des épreuves orales au nombre de deux en général, sur l'organisation et le fonctionnement des services de désinfection et une conférence faite en vue d'un public quelconque, ouvriers, paysans, etc.

Suivant les qualités montrées dans les compositions le Préfet choisit le candidat. Des notes sont pour cela attribuées à chacune de ces épreuves avec un coefficient variant suivant les circonstances.

Le concours est évidemment une méthode rationnelle et juste, qui a l'avantage de donner au candidat choisi plus d'indépendance et de personnalité. Il peut aussi avoir l'inconvénient de favoriser le candidat qui tout en ayant moins d'acquit et d'expérience, et ne possédant pas toujours les qualités nécessaires à la fonction qu'il recherche, aura préparé son concours, sa question, aura su exposer ses idées avec plus de charme, aura par un moyen ou par un autre, vaincu son examinateur. Nous connaissons tous les forts en thèmes, quand nous étions en Rhétorique, et nous savons tous qu'il y en a parmi eux qui feraient dans la vie de médiocres organisateurs et administrateurs, ou chez qui l'initiative ne s'exerce que faiblement.

Aussi, malgré toute la justice et l'équité apparente des concours, croyons-nous, qu'il est quelque fois sage, lorsque l'on a sous la main l'homme qu'il vous faut, de s'en tenir au libre choix. Il est difficile de décider en dehors de toute circonstance la meilleure façon de procéder. La voie de concours paraît préférable malgré ses inconvenients, car le concours peut n'être considéré que comme un contrôle ne laissant choisir qu'un véritable hygiéniste au courant des questions scientifiques, et accordant la plus grande importance aux titres et travaux antérieurs, qui sont en général une garantie de la valeur technique et administrative du candidat.

Ce choix qui aurait peut-être été difficile il y a quelques années alors que l'hygiène n'était enseignée dans les facultés de médecine que comme une science paramédicale, et à laquelle on n'accordait pas l'importance qu'elle méritait et qu'elle semble conquérir peu à peu. Depuis la promulgation de la loi de 1902, le besoin s'est fait sentir de réorganiser ces programmes et de préparer des hygiénistes à la hauteur de la tâche envisagée. Plusieurs facultés ont institué des cours et des travaux spéciaux d'hygiène sociale, suivis d'un examen donnant lieu, après succès, à l'obtention d'un diplôme spécial d'hygiène. Cette institution a eu l'heureuse influence de préparer des médecins spécialisés selon les besoins modernes, et les départements qui actuellement veulent appliquer réellement la loi de 1902, qui comprennent l'intérêt considérable des services de l'hygiène et de la santé publique, et qui dans ce but décident la création d'une inspection départementale n'ont plus à craindre de ne trouver qu'un fonctionnaire, ils peuvent être assurés qu'il y a des hygiénistes bien préparés, capables de répondre aux exigences techniques et administratives de l'hygiène publique.

Ainsi sera réalisé un grand progrès, non seulement au point de vue hygiénique, mais général. L'hygiène n'est plus comme autrefois une science seulement individuelle. Nous vivons tous en société étroite et les maux de l'un retentissent sur tout le monde. Avec les nécessités de l'existence devenant de jour en jour plus grandes et plus compliquées, l'hygiène publique s'est créée et s'est imposée avec une insistance invincible, elle s'est révélée et se révèle de jour en jour comme l'une des plus grandes préoccupations des pouvoirs publics.

Nous rappellerons ici la parole de M. Siegfried que nous avons citée au début de cette étude.

« Considérant que la santé est la base sur laquelle « repose avant tout le bonheur du peuple, qu'elle est la « richesse d'une ville et d'un pays... »

Nous rapportons encore la définition que Proust a donné de l'hygiène :

« Conserver la santé de l'individu, préserver de la « maladie et retarder l'instant de la mort n'est qu'une « partie de la tâche que doit se proposer l'hygiéniste, son « but doit être plus élevé et son programme doit se con- « fondre avec celui qui résume toutes les aspirations de « l'humanité, toutes ses tendances vers un perfection- « nement continu et indéfini et qui se formule par un « seul mot : le progrès. »

Enfin rappelons nous notre mortalité élevée dont

nous parlions plus haut, rappelons-nous les 150.000 existences que nous gagnerions par an en faisant, à l'aide de l'hygiène sociale, baisser cette mortalité au taux où l'ont fait descendre déjà bien des puissances voisines. Ce nous est un devoir d'envisager en face cet important problème, de profiter des progrès réalisés, de l'expérience acquise, d'engager méthodiquement et victorieusement la lutte pour la préservation et l'amélioration de la santé et du bonheur publics.

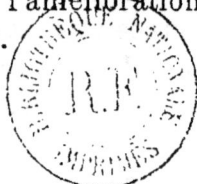

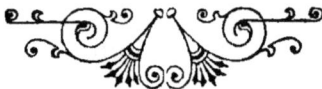

IMP. DESPUJOLS. — ANGOULÊME